AF587098

PUBLICATION DE LA SOCIÉTÉ DES ARCHIVES HISTORIQUES
DE LA SAINTONGE ET DE L'AUNIS

BOBE-MOREAU

ET

LES PREMIERS ESSAIS DE LA VACCINE EN SAINTONGE

PAR

ANTOINE DUPLAIS DESTOUCHES

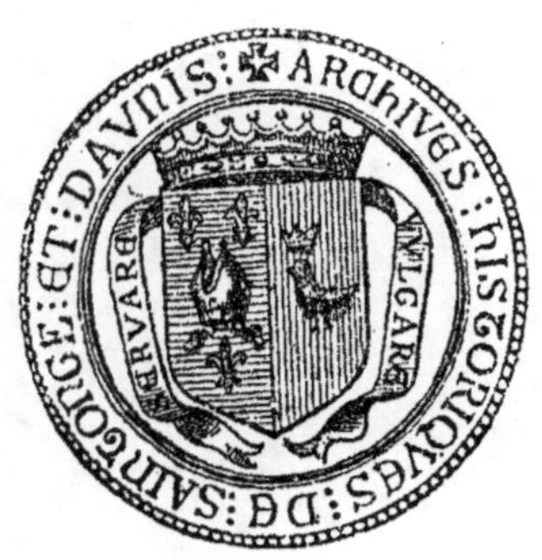

LA ROCHELLE
IMPRIMERIE NOUVELLE NOEL TEXIER

1888

PUBLICATION DE LA SOCIÉTÉ DES ARCHIVES HISTORIQUES
DE LA SAINTONGE ET DE L'AUNIS

BOBE-MOREAU

ET

LES PREMIERS ESSAIS DE LA VACCINE EN SAINTONGE

PAR

ANTOINE DUPLAIS DESTOUCHES

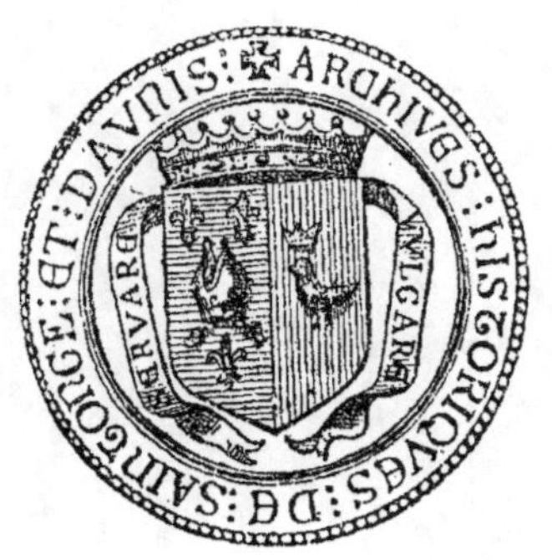

LA ROCHELLE
IMPRIMERIE NOUVELLE NOEL TEXIER

1888

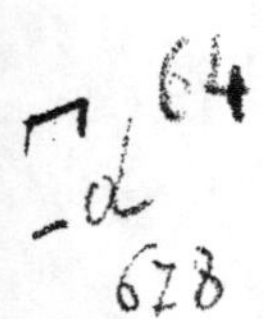

LE PREMIER VACCINATEUR DE SAINTONGE

JEAN BOBE-MOREAU

Le docteur Jean Bobe, pharmacien en chef de la marine à Rochefort, celui qui a expérimenté pour la première fois (*Bulletin*, VIII, 49) et répandu la découverte de Jenner dans le département de la Charente-Inférieure, naquit à Poitiers (1), paroisse Saint-Cybard, le 6 mars 1761 (2). Il appartenait à une famille peu fortunée. Son père, François Bobe, époux de Marie-Anne Vallet, était à la fois perruquier et marchand épicier. Les trois fils que nous lui connaissons furent élevés gratuitement par les religieux de Poitiers. L'aîné, François-Olivier, né le 9 février 1760 (3), devint prêtre. « J'ai connu personnellement, dans mon enfance, m'écrit M. de La Bouralière, ancien président de la société des antiquaires de l'ouest, un vieil abbé Bobe, qui a dû mourir à Poitiers entre 1850 et 1860..... Je sais que c'était un frère de votre Bobe-Moreau... et qu'il avait été, dans ce siècle, aumônier de l'Hôtel-Dieu. Il avait aussi une sœur, que j'ai connue, mariée à N. Servant, ancien épicier et débitant de tabac sur la place Notre-Dame, à Poitiers ; ils ont laissé plusieurs enfants et petits-enfants... »

Jean et son plus jeune frère, Pascal-Alexis, né le 9 février 1760 (4), étudièrent tous deux la médecine et la pharmacie ; une

---

(1) D'après ce document, on peut donc conclure que l'acte de décès de Bobe, qui le dit né à Civray, est erroné sur ce point.

(2) Le six de mars mil sept cent soixante-un, est né et a été baptisé Jean, fils légitime de François Bobe, perruquier, et de Marie-Anne Valet, son épouse. A été parein, Me Jean Magne, perruquier, et mareine demoiselle Catherine Bobe, soussignés. CATHERINE BOBE. JEAN MAGNE. BELLAYER, *curé de Saint-Cybard.* (Extrait des registres de baptêmes, mariages et sépultures de l'église de Saint-Cybard de la ville de Poitiers. Communication de M. de La Bouralière).

(3) Le dix février mil sept cent soixante, a été baptisé François-Ollivier, né d'hier, fils légitime de François Bobe, marchand, et de Anne Vallet, son épouse. A été parrain Jean-Ollivier Richard, et marainne Madelaine Bobe, soussignés.
MADELEINE BOBE. RICHARD. BELLAYER, *curé de Saint-Cybard.*

(4) L'an 1771, et le 29 de mars, est né et le même jour a été baptisé par moi, vicaire soussigné, Paschal-Alexis, fils légitime du sieur François Bobe, marchand épicier, et de demoiselle Anne Valet, de cette paroisse. Lequel a eu pour parain

mort affreuse est venue malheureusement briser l'avenir de ce dernier. D'après un manuscrit inédit de René-Primevère Lesson, note que notre ami le docteur Léon Ardouin a bien voulu nous communiquer, il y aurait eu trois frères Bobe à l'école de médecine de Rochefort; deux, dit Lesson, furent tués en duel par les frères Jambu. C'est là une erreur ; Jean Bobe n'a eu, à Rochefort, que son frère Pascal, pharmacien de deuxième classe, lorsqu'il fut, derrière l'hôpital, transpercé d'un coup d'épée. C'est le frère du célèbre naturaliste rochefortais, Pierre-Adolphe Lesson (1), lui-même un érudit, qui m'a permis de retrouver le récit complet de cette terrible affaire. Il m'indiqua, dans sa bibliothèque, une des plus complètes que je connaisse à Rochefort, un volume in-8°, dédié à son frère, membre de l'institut, par un enfant de Rochefort peu connu, E. Tavard, employé à la compagnie du chemin de fer d'Orléans, mort à Paris en 1847. Ce livre, sorte de roman local, ne me disait rien par son titre : LES EFFETS ET LES CAUSES, *histoire lamentable échafaudée sur une queue de billard* (2).

« Lisez cette nouvelle, me dit l'aimable vieillard, vous devez y trouver des détails sur le duel dont vous me parlez. » En effet, au chapitre XXIV, page 279, je trouvai racontée tout au long la mort tragique de Pascal Bobe ; ceci se passait vers 1804 : « Un élève de l'école de médecine avait eu un différend pour affaires de service, avec son supérieur, prévôt de la salle Sainte-Rose. Une punition s'en était suivie ; mais le mot de *lâche* ayant été prononcé, puis des amis inconséquents étant survenus, il fut bientôt fait bon marché de la hiérarchie, et un duel dut résulter d'une simple question de règlement. Le prévôt de la salle Sainte-Rose, très fort à l'escrime, ménageait l'élève et ne cherchait qu'à le désarmer. Celui-ci, au contraire, ignorant du danger comme une personne qui met l'épée à la main pour la première fois, marchait imperturbablement sur son adversaire

---

Jean Bobe, frère de l'enfant, et pour marraine Louise Douzami, qui se sont soussignés, JEAN BOBE. LOUISE DOUXAMI. SABOURIN, *vicaire de Saint-Cybard*.

(1) Pierre-Adolphe Lesson, né à Rochefort le 24 mai 1805, médecin en chef de la marine. Il a parcouru le monde entier ; ses notes de voyage font preuve d'un grand talent d'observation ; il a surtout étudié l'Océanie, où pendant 12 ans il a été chef du service de santé dans les établissements français. Son principal ouvrage, travail colossal rédigé par M. Ludovic Martinet, n'est pas beaucoup connu à cause de l'aridité de la question qu'il traite ; il a pour titre : *Les Polynésiens, leur origine, leurs migrations, leur langage*. 4 volumes avec cartes. T. I : 523 pages ; t. II : 552 p.; t. III : 499 p.; t. IV : 430 p. Paris, Ernest Leroux, éditeur, 1880.

Compagnon de Dumont-Durville, Adolphe Lesson a écrit une curieuse relation de *La campagne de l'Astrolabe* (1826). Notons encore son *Voyage du Pylade* 1840) ; documents sur les Iles Marquises (inédit); *Documents sur Tahiti* (inédit); *Mémoire de critique géographique* (inédit); *Voyage aux îles Mangareva*, Rochefort, 1844; *Vanikoro et ses habitants*, Paris, 1876; sans compter les nombreux articles parus dans la *Revue d'anthropologie*, le *Bulletin de géographie* de Rochefort, etc.

(2) Rochefort, librairie Duguet, Pénard, successeur, rue Audry de Puiraveau, 34, 1844. Rochefort, imprimerie de E. Derussat, rue Saint-Pierre, 115.

qui, pour ne pas l'enferrer, rompait prudemment de nombreuses semelles. Mais l'élève avançait toujours, et le prévôt, qui ne comprenait plus rien à cette attaque tout-à-fait en dehors des règles de l'art, étant allé s'adosser maladroitement à une porte, y fut horriblement cloué d'un coup d'épée. La botte avait été portée d'une manière si furieuse que l'épée se brisa lorsqu'on voulut l'arracher du bois où elle était profondément enfoncée. La victime s'appelait Bobe-Moreau; et M. Bobe-Moreau, dont notre école de médecine n'a pas encore perdu le souvenir, était de garde quand on lui apporta son frère couvert de sang et raide mort! La porte percée à jour fut murée une semaine après, au grand scandale des curieux qui s'y rendaient en foule. » Cette ouverture, dont on aperçoit encore les traces dans l'enceinte de l'hôpital, près d'un gros bouquet de lierre, était située en face de l'entrée de l'ancienne pépinière de la marine.

Jean Bobe fut d'abord élève dans une pharmacie de La Rochelle, puis étudiant à l'école de médecine navale de Rochefort. En 1782, il est nommé chirurgien de 3me classe, fait le voyage des Antilles sous l'amiral Grasse, et se livre à l'étude des plantes et des animaux originaires des colonies. A sa rentrée en France, il revient à Rochefort comme chirurgien de 2me classe, et fait connaissance du célèbre Cochon du Vivier, dont il devient le protégé. Alors commence sa fortune. Il est juste de dire que Bobe avait beaucoup d'intelligence et d'initiative, et qu'il déploya dans plusieurs circonstances des talents incontestables.

Le 10 septembre 1790, il se fait recevoir docteur en médecine à Reims. Sa thèse ne comprend que huit pages écrites en latin sur cette question posée par l'examinateur, le docteur J.-B.-P.-H. Cague : *An curandis morbis, quam sæpissimè, frigida cæteris potionibus anteponenda sit aqua ?* Cette plaquette (1), dédiée au ministre de la marine et des colonies, César-Henri de La Luzerne, est conservée à la bibliothèque de l'école de médecine de Rochefort.

Une fois docteur, il revient à Rochefort, où il se fait bientôt remarquer par ses théories révolutionnaires; c'est presque toujours lui qui prend la parole dans les clubs affiliés aux jacobins de Paris. Considéré comme le plus intelligent des républicains de cette localité, il reçoit les pouvoirs les plus étendus de Léquinio et Laignelot, lorsque ceux-ci vinrent en mission à Rochefort le 9 septembre 1793. C'est lui, avec L. Quillet aîné, qui fut délégué pour aller dans l'île de Ré, arrêter le malheureux conventionnel Dechézeaux. Pour le remercier de son dévouement à la république, Léquinio et Laignelot lui firent donner le nom d'*Agricola, le vivificateur de l'opinion*

(1) Ce sont, dit R.-P. Lesson, quelques phrases pillées de Stahl, de Boerhaave, et d'une thèse de Jean Darcet, insérée au même recueil en 1763.

publique; ce titre existe dans les archives du contrôle de la marine (1). Mais ce ne fut pas la seule faveur dont il fut gratifié par la convention. Par dépêche du 27 juillet 1793, signée Deshaie, adjoint pour la 6me division, la place de pharmacien en chef (2) fut accordée, « sans grades intermédiaires, aux services qu'il rendit à l'humanité ». C'est alors qu'il succéda dans la chaire de botanique à Poché-Lafond, un des organisateurs de la terreur à Rochefort, destitué aussitôt après la chute de Robespierre. Notons en passant que Bobe avait collaboré en 1793 avec Poché-Lafond à la rédaction du catalogue du jardin botanique de Rochefort.

Bobe joua un assez grand rôle politique en sa qualité de président de la société populaire; mais il faut reconnaître que son attitude fut beaucoup plus digne que celle de ses collègues et qu'il contribua à l'épuration de cette société en prononçant l'expulsion des membres convaincus d'avoir commis toutes sortes d'atrocités. Parmi les noms des expulsés, nous relevons avec plaisir celui de ce misérable Daviaud (3), alors commis d'administration civile de la marine, membre du comité de surveillance et juré près le tribunal révolutionnaire. D'après la déposition du citoyen Testu, cette brute s'était partout vantée de son crime avec une joie cynique; les mains encore couvertes de sang, il entrait chez ses amis et ses voisins en criant : « Voyez, je ne l'ai pas manqué, voilà son sang ! » Or, venu sans ressources à Rochefort, ce Daviaud avait évidemment pillé puisqu'il en était reparti peu de temps après avec une voiture à six chevaux et menant grand train (4).

Du reste il faut reconnaître que les chefs du parti révolutionnaire à Rochefort étaient de tristes citoyens; presque tous ceux qui composaient le tribunal furent en effet reconnus coupables d'avoir envoyé à l'échafaud des innocents, principalement les gens qu'ils voulaient dépouiller; le procédé était simple, comme on voit, et surtout expéditif. Rien de plus écœurant que la lecture des procès-verbaux relatant toutes leurs infamies. Un simple exemple : le citoyen Noleau, maçon en 1789, depuis membre du comité de surveillance, juré du tribunal révolutionnaire et agent national du district, se contentait, lui, de dépouiller les malheureux guillotinés tandis qu'ils étaient encore chauds et de porter leurs vêtements. « Hentz (c'était le bourreau), disait-il un jour à un de ses amis, ne nous laisse pas manquer de drap. »

---

(1) Note manuscrite et inédite de Lesson sur son propre exemplaire de sa réponse au docteur Bobe.

(2) Il fut préféré à un homme modeste et instruit, Bouvier, nommé pharmacien en chef à Toulon peu de temps après (Lesson, *op. cit.*).

(3) Voir *Essais de la vaccine en Saintonge*, page 5, note 1.

(4) Extrait des procès-verbaux concernant l'épuration de la société populaire de Rochefort sur mer, présidence de Bobe, en frimaire (in-4o de 44 pages. Rochefort, Bonhomme, imprimeur-libraire, an III de la république). Exemplaire provenant de la bibliothèque de R.-P. Lesson.

Les autres terroristes qui furent expulsés sous la présidence de Bobe-Moreau, furent : André, président du tribunal révolutionnaire, greffier du tribunal de commerce, agent national de la commune et commissaire auditeur; Hugues, accusateur public ; Lebas, substitut de l'accusateur public Hugues; Rossignol, commis aux vivres, membre du comité de surveillance et juré du tribunal révolutionnaire; Valade, calfat, membre du comité de surveillance et juré du tribunal révolutionnaire ; Grivet, cuisinier, membre du comité de surveillance et juré du tribunal révolutionnaire ; Poché-Lafond, médecin, membre du comité de surveillance ; Roy jeune, horloger ; Olivier, instituteur à bord d'une frégate.

Plein de remords, Bobe abandonna peu à peu la politique pour diriger toutes ses facultés vers la médecine et les travaux scientifiques. En 1795, il siège au comité de salubrité de la ville. En 1797-98, il publie un *Formulaire pharmaceutique à l'usage des hôpitaux militaires de la république française*, ouvrage qui fut rejeté peu de temps après, parce qu'il renfermait, paraît-il, de nombreuses erreurs. En 1799, il avait alors quarante ans, il n'hésita pas à apprendre la langue grecque pour s'initier avec plus de fruit à l'étude technologique des sciences naturelles. C'est vers cette époque que nous le voyons faire les premiers essais de l'inoculation du vaccin par la méthode de Jenner (7 germinal an VIII), et publier son mémoire sur la vaccine au commencement de l'an IX. C'est là son vrai titre de gloire: car, dans cette circonstance, il a fait vraiment preuve de savoir et d'initiative. Quant à ses autres travaux, ils sont absolument tombés dans l'oubli, sans doute parce qu'ils n'avaient pas grande valeur.

Le plus important de ses livres, si l'on ne considère que le nombre des pages, est assurément sa traduction de *la Médecine clinique de Maximilien Stoll*, professeur de médecine pratique à l'hôpital clinique de Vienne. Cette traduction, imprimée à Rochefort en 1802, se compose en effet de 3 volumes in-8° : le Ier tome a 404 pages; le IIe, 491 ; le IIIe, 444. Au verso du titre nous relevons cette note bizarre, signée par Bobe lui-même :

« Chaque exemplaire de cette traduction sera revêtu de deux signatures, pour que l'on ne la confonde pas avec celle du citoyen Terrier, et pour éviter la contrefaction ». « Bien qu'imprimés par un ami particulier de M. Bobe, dit R.-P. Lesson, et revus sous ses yeux, ces trois volumes ne présentent qu'un mince erratum de 220 fautes par tome; nous pourrions aisément en indiquer 1,000. » Ce qu'il y a de certain, c'est que cette œuvre de Bobe eut peu de succès, le latin harmonieux, pur et euphonique de Stoll y étant remplacé par un français passablement rocailleux et diffus. Aussi, presque tous les exemplaires de cette traduction furent-ils achetés, peu de temps après, par les épiciers de la ville pour envelopper leurs marchandises.

A propos de ce livre, il fut fait, à l'école de médecine de Rochefort, une farce d'étudiant assez amusante. Encombré par tous les exemplaires invendus, Bobe avait fait placer, dans un placard du magasin de la pharmacie, les feuilles de sa traduction. On juge de sa surprise et de sa colère lorsqu'il vit un beau jour, sur un large écriteau accroché à son œuvre, ce distique dont le succès fut énorme :

Stoll, de grand qu'il était,
Entre les mains de Bobe est devenu cornet ! ! !

Furieux, il s'efforça d'en connaître l'auteur, mais le secret de toute l'école ne fut trahi par aucun des camarades de Bourboulon ; le pharmacien en chef resta seul à ignorer le nom de l'appréciateur audacieux de sa fameuse traduction (1).

« Membre de plusieurs sociétés savantes, dit Rainguet dans sa *Biographie saintongeaise*, Bobe *mérita* d'être couronné pour différents mémoires scientifiques qu'il leur soumit, entre autres pour celui qui est relatif aux *Rapports de propriétés des plantes d'après leur classification botanique.* » Nous n'avons pu retrouver ce travail ; en revanche nous avons consulté, à la bibliothèque de l'école de médecine, son *Mémoire sur les dangers de certains bijoux* (1807), sa *Notice sur Clémot* (juin 1807), son *Mémoire sur les Bélins*, lu à la société des sciences et arts de la ville de Rochefort le 23 avril 1809, enregistré au tome I, page 32, et enfin son *Mémoire sur les termites* (1843).

Parmi ses travaux scientifiques, citons encore son analyse des eaux de La Rouillasse, fontaine minérale, située sur le territoire de Soubise. D'après lui, cette source contiendrait du carbonate de fer et des hydrochlorates de soude et de chaux en assez grande quantité.

Détail peu connu, Bobe-Moreau était poète à ses heures, mais poète un peu pamphlétaire et très satirique ; deux feuillets retrouvés dans une bibliothèque amie vont nous donner un léger aperçu de sa verve poétique :

*Épitaphe du cit. D***, doyen des apothicaires de La Rochelle, mort en l'an 9 :*

Pallida mors æquo pulsat pede...
HORAT...

Ci-gît un grand apothicaire,
Très grand du côté du talent :
Car de taille il ne l'étoit guère.
Il étoit frais, dispos, court, robuste et galant,
Il avoit le ventre assez libre ;
Tout étoit calculé dans chaque région ;
Ses urines couloient comme les eaux du Tibre ;
Il crachait peu, mouchoit avec réflexion.
Il avoit parfois la colique
Dans les premiers jours du printems,
Dont il corrigeoit le caustique
A l'aide des lubréfians.

---

(1) Lesson, *op. cit.*

S'il éprouvoit quelque torture
Dans ses pénibles fonctions,
Il......

Sur le titre, on a remplacé les trois étoiles par le nom de *Darguy*. Dans le cours de la pièce il y a aussi plusieurs corrections manuscrites; elles sont d'un goût trop rabelaisien pour être rapportées ici.

*Épitaphe du cit. G*** fils, apothicaire à La Rochelle, mort à la Vendée, au service de la patrie :*

In concâ Veneris obitus.

Ci-gît d'Hipocrate le frère,
Chez les morts trop tôt descendu;
Il a tant voyagé sur terre,
Qu'à la fin le voilà rendu.
Vestales, passant sur sa bierre,
Ne vous arrêtez qu'un moment;
Après une courte prière,
Esquivez-vous rapidement.
Si l'*Alkali fluor* de l'île de Cythère
S'introduisait dans son caveau,
Le nez ressuscité de votre apothicaire
Eternuroit encore au milieu du tombeau !

Il est probable que toutes les autres pièces de ce recueil étaient dans la même note.

Bobe-Moreau a enseigné la botanique et la chimie à l'école de médecine de Rochefort de 1793 à 1815, c'est-à-dire sous la république, l'empire et la restauration. J'ai déjà dit comment il était arrivé d'emblée à cette haute situation ; pour la conserver il eut recours à toutes les intrigues, à toutes les voltes-faces d'opinion exigées par les circonstances et les changements de régimes. Le jugement de R.-P. Lesson était donc bien équitable : « M. Bobe-Moreau, le premier pharmacien en chef que nous ayons eu, a surtout été remarquable par une grande facilité de travail, une grande mémoire et une plus grande adresse peut-être à mettre en œuvre ses connaissances trop souvent entachées de la versatilité et de la causticité de son caractère. »

Le savant naturaliste rochefortais nous a encore laissé, au sujet de l'enseignement de Bobe, des notes inédites qu'il est bon de connaître afin d'avoir une idée à peu près juste de la personnalité de notre héros. Toutefois, vu la haine immense qu'il y avait entre ces deux hommes, nous passerons sous silence les critiques trop acerbes. Pour faire son cours de chimie, il paraît que Bobe-Moreau lisait simplement un traité, sur un ton nasillard et fatigant; il se reposait entièrement sur les manipulations de MM. Layssard et Lepelletier. Quant à ses cours de botanique, c'était une sorte de promenade au jardin des plantes de Rochefort, pendant laquelle il racontait des vieilleries ornées de jeux de mots plus ou moins heureux. Ces cours se composaient de trois leçons par semaine et commençaient le 1er juin pour finir le 30 du même mois. C'était vraiment peu fatigant.

Sur 50 étudiants et plus de 30 chirurgiens et pharmaciens auxiliaires qui étaient à l'hôpital, 11 ou 12 jeunes gens seulement suivaient ces leçons, et quelles leçons! C'étaient Pouvreau, Bastard, Gaudichaud, Laurencin, Dupuy, Vinson, Dubois, Lemarinier, Braud, Lesson et Payen (1). Le grand dada de Bobe était alors la découverte des trachées dans les pétales des roses. « Il a toujours ignoré, dit Lesson, que ces trachées sont des tubes vasculaires... » Bref, peu aimé par ses collègues et par ses élèves, il avait peu de considération à Rochefort. Sa mise à la retraite (2), le 1er janvier 1816, et son départ pour Saintes ne furent regrettés par personne, pas même par ses anciens partisans, les ouvriers du port, qui avaient reconnu, eux aussi, l'inconstance de ses opinions. Sous la restauration, Bobe-Moreau était devenu, en effet, aussi ardent royaliste qu'il s'était montré jadis jacobin militant; et, le 13 avril 1814, les notables de la ville de Rochefort le choisirent, à cause de ses nouvelles idées, pour faire partie de la députation envoyée au-devant du duc d'Angoulême (3).

Établi à Saintes, Bobe y exerça la médecine civile. Il avait conservé cependant un peu de clientèle à Rochefort, où il revenait chaque semaine donner des consultations. Comme il prenait le bateau à vapeur qui faisait à cette époque le service entre ces deux villes, ces petits voyages, m'a dit une méchante langue un peu contemporaine de Bobe, lui fournissaient l'occasion de faire, pendant la traversée, un véritable cours de médecine à bord du bateau; c'était une jouissance pour lui d'étonner ainsi marins et passagers par tout son bagage scientifique.

En 1832, lorsque le choléra sévit à Rochefort, Bobe s'empressa de proposer à l'administration une invention qu'il prétendait infaillible contre la peste. Mais il était écrit que notre docteur, si jaloux de mériter la reconnaissance publique, n'aurait jamais de popularité à Rochefort : l'usage de son focale anti-cholérique fut rejeté à l'unanimité. Cependant il ne se tint pas pour battu; avec une persévérance digne d'une meilleure découverte, il fit construire, à ses frais, un certain nombre de *focales;* il eut même recours à la publicité des *Annonces diverses et avis maritimes de la ville de Rochefort* (avril 1832, page 2, n° 15), où nous relevons la note suivante : « M. Bobe-Moreau, docteur-médecin de la ville de Rochefort, dont le zèle pour ses malades et pour le bien public ne s'est jamais ralenti, voyant les progrès considérables et désastreux du choléra-morbus, vient de concevoir l'heureuse idée de chasser cette cruelle maladie au moyen

(1) Conseil de santé, liste des élèves.
(2) Le successeur de Bobe-Moreau fut Réjou, savant consciencieux et au courant des découvertes scientifiques.
(3) Voir au conseil de santé une lettre de Bobe au sujet de cette mission.

du *focale anti-cholérique* (en fer-blanc), dont il a transmis la confection au sieur Goulard, ferblantier-lampiste. Lesquels dits focales, placés dans les cravates, à la place des cols, versent continuellement le chlore dont ils sont imprégnés, qui détruit à leur passage les miasmes qui seraient portés dans les organes de la respiration, qui développeraient le choléra-morbus et toutes les autres maladies dont les éléments sont dans l'air. » Par cette réclame, digne d'un charlatan vulgaire, on voit que Bobe était en avance sur son époque, non seulement comme industriel, mais encore comme savant; il semblerait en effet qu'il avait pressenti la théorie microbienne. Mais il n'était pas avare des pronoms *qui* ou *que* ; et à la lecture de son annonce, notre puriste Ph. de Chennevières bondirait certainement jusqu'au ciel.

Ces focales se composaient de deux lames en fer blanc, dont l'une était perforée. On imbibait de chlorure d'oxyde de sodium un morceau de laine placé entre les deux lames, et le chlore devait s'échapper par les ouvertures. « Mais, dit Lesson, le chlore attaque avec énergie les lames de métal ; il décolore et détruit les tissus, et son action délétère sur la peau du patient, emprisonné dans ce véritable collier de chien, eût été des plus actives. » En un mot, le focale anti-cholérique n'eut pas beaucoup de succès ; et il a fallu que nous venions à parler de l'ensemble des travaux de Bobe et de ses remarquables essais du vaccin à Rochefort pour que nous tirions de l'oubli cette bizarre découverte.

En somme, notre savant s'est donné beaucoup de mal pour laisser son nom à la postérité (1) ; dans une certaine mesure il y a réussi, mais sa mémoire est loin d'être sympathique ; on lui reconnaît du talent, de l'esprit; mais on ne l'aime pas. C'est le seul pharmacien en chef dont le portrait ne figure pas parmi

---

(1) CATALOGUE DES ŒUVRES DE BOBE

1790. — *Thèse de docteur en médecine*, Reims, vendredi 10 septembre. — Protectori cultorique scientiarum domino Cæsari-Henrico DE LA LUZERNE, rerum navalium colonicarumque ministro, dicat, vovet et consecrat Joannes Bobe, Pictaviensis, saluberrimæ facultatis Remensis baccalaureus; ex typis Jeunehomme, patris et filii, regis et urbis necnon facultatis medicinæ typographorum. Die Veneris decima septembris 1790, hora secunda pomeridiana M. Joanne-Baptista-Petro-Henrico CAGUE, doctore medico AN CURANDIS MORBIS, QUAM SÆPISSIME, FRIGIDA CÆTERIS POTIONIBUS ANTEPONENDA SIT AQUA ? (Bibliothèque de l'école de médecine de Rochefort, n° 8,461, 8 pages).

1793. — *Catalogue du jardin botanique de Rochefort*, renfermant 622 noms de plantes classés d'aprés la méthode de Tournefort. Un vol. in-12 de 237 pages, Rochefort. En collaboration avec Poché-Lafond.

1797-98. — *Formulaire pharmaceutique* à l'usage des hôpitaux militaires de la république française. Rochefort, Jousserant, an VI, 64 pages.

1801. — *Mémoire sur la vaccine.* Rochefort. Jousserant, 33 pages in-8°.

1802. — *Médecine clinique de Maximilien Stoll*, docteur en médecine, professeur public de médecine pratique dans l'hôpital clinique de Vienne. Ouvrage traduit du latin sur l'édition plus exacte, mieux soignée de Paris et augmenté de beaucoup de notes, par le citoyen J. Bobe, d. m., professeur de l'école de santé de Rochefort, membre du conseil de salubrité navale de ce

ceux des célébrités médicales conservés à l'amphithéâtre de l'hôpital de la marine; il semblerait vraiment qu'on a voulu bannir de l'école tout souvenir de ce « vieux chéti », pour employer l'expression bien saintongeaise de M. A... C'est qu'en effet il lui manquait une qualité maîtresse, la bonté !

Lorsqu'il mourut, 15 mars 1849 (1), l'*Indépendant de la Charente-Inférieure* lui consacra un article fort élogieux (n°

port, associé correspondant du lycée des sciences et des arts de Poitiers. Ce volume comprend les observations faites sur les malades et les cadavres pendant les années 1775 et 1776. A Rochefort, chez Jousserant, imprimeur, an XI. Sur l'exemplaire de la bibliothèque de l'école de médecine de Rochefort, il est écrit à la main : « Don du citoyen Bobe-Moreau, le traducteur et pharmacien en chef, an IX, n° 78. 3 volumes in-8°. »

1807. — *Mémoire sur les dangers de certains bijoux.*

1807. — *Notice sur Clémot* (juin 1807).

1809, 23 avril. — *Mémoire sur les bélins.* Lu à la société des sciences et arts de la ville de Rochefort, enregistré tome I, p. 32.

1825 (?). — *Observations sur les inconvénients qui eussent pu accompagner les fouilles à faire dans le cimetière de cette ville* et sur les *dangers auxquels auraient pu être exposés les docteurs dans la maison d'arrêt qu'on se propose d'y bâtir.* Ouvrage connu par le suivant

1825. — *Réfutation* des inculpations contenues dans plusieurs rapports faits ou adressés aux autorités administratives du département de la Charente-Inférieure et de la ville de Rochefort, à l'occasion d'*Observations sur les inconvénients*, par l'auteur des *Observations.* Paris, de l'imprimerie de Panckoucke, 1825, in-4°, 115 pages.

1825. — *Avis sur l'hydrophobie*, vulgairement appelée rage, sur la rage et sur les précautions à prendre contre les chiens. Rochefort, de l'imprimerie de Ridoret, 1825, in-.°, 32 pages.

1832. — *Moyen de combattre le choléra-morbus* par le focale Bobe. (*Annonces diverses et avis maritimes de la ville de Rochefort*, p. 2, n° 15).

1836. — *Réfutation des imputations injurieuses*, faites à M. Bobe-Moreau, docteur en médecine, demeurant à Saintes, par M. Lesson, dans un discours lu publiquement par ce pharmacien en chef, à l'occasion du concours du 4 janvier 1836 et par circonstance, redressement des fautes, des erreurs commises par M. L..., historien, botaniste, pharmacien, écrivain, pour servir principalement à l'histoire de l'école de médecine de la marine à Rochefort; suivi de conseils à cet auteur, avec cette épigraphe de l'auteur du discours de M. L...: *Vitam impendere vero*; et celle-ci : *Beneficia eo usque læta sunt, dum videntur exolvi posse; ubi multum antevenere, pro gratia odium redditur.* (TACITE, *Annal.* liv. 4, ch. XVIII). A Saintes, chez Alexandre Hus, imprimeur de la sous-préfecture et de la mairie.

1840. — Bobe avait vu dans les coiraux le reste d'un ancien culte de Vénus, et adressa sur ce sujet une lettre au président de la société des antiquaires de l'ouest à Poitiers. M. de La Liborlière fit dans le *Bulletin de la société des antiquaires de l'Ouest*, 1840, p. 51, un *Rapport sur des gâteaux d'une forme particulière* (coiraux), combattit les conclusions de la lettre. Bobe insista. M. de La Liborlière publia un second écrit, où il combattit la même idée appliquée à des gâteaux qu'on suspend à Rochefort, le dimanche des rameaux.

1843. — *Mémoire sur les termites* observés à Rochefort et dans divers autres lieux du département de la Charente-Inférieure. Saintes, imp. de Hus, in-8° de 122 pages avec une planche.

18..? — *Mémoire sur la résection de l'extrémité des os*, ouvrage cité par Rainguet. Introuvable.

18..? — *Mémoire sur les rapports de propriétés des plantes d'après leur classification botanique*; ouvrage cité par Rainguet. Introuvable.

18..? — Poésies, fragments, sans nom d'imprimeur ni date.

(1) L'an 1849, le 16 du mois de mars... pardevant nous, Charles Taillasson, conseiller municipal remplissant les fonctions de maire... sont comparus

du 23 mars) ; sur sa tombe, le discours d'usage fut prononcé par un de ses élèves, le docteur Fleury. Rainguet nous en a conservé la péroraison : « Le savant naturaliste, le médecin érudit et philosophe, l'anatomiste ingénieux dont le scalpel avait scruté jusqu'aux fibres les plus ténues de l'organisation humaine, ne devait-il pas tout naturellement tourner ses regards vers l'auteur suprême de tant de merveilles, et lui prodiguer les trésors de son admiration et de son culte ? Il en a été ainsi. Sa fin a été celle du vrai chrétien, abandonnant avec calme et sérénité ce monde où tout est vain et périssable : biens, honneurs, gloire et pouvoir, pour cette autre demeure que nous réserve le Dieu de miséricorde !... »

A propos du surnom de Moreau que nous voyons souvent accolé au nom de notre docteur, quelques chercheurs supposent que Bobe l'avait emprunté à sa femme. Cette hypothèse ne me paraît pas admissible. Jean Bobe s'était marié à Rochefort, le 27 ventôse an v (1) avec Marie-Anne-Adélaïde Train, née à

M. Victor Clairouin, âgé de 24 ans, demeurant à Saintes, propriétaire, qui a dit être petit-fils du défunt, et M. Pierre-Louis-Victor Dissez, âgé de 44 ans, demeurant à Saintes, chirurgien major au 72e régiment de ligne, qui a dit être petit-fils par alliance du défunt; lesquels ont déclaré que M. Jean-Baptiste Bobe-Moreau, docteur en médecine, demeurant à Saintes, est décédé dans cette commune le 15 de ce mois, à six heures du soir, dans son domicile, rue de la sous-préfecture, âgé de 88 ans, né à Civray, département de la Vienne, de son vivant époux de dame Adélaïde Train, demeurant à Rochefort, sans profession, fils de feu François Bobe-Moreau et de feue Anne Vallée. DISSEZ. CLAIROUIN. Ch. TAILLASSON.

Communication de M. Louis Audiat. — Que MM. Audiat et de La Bouralière reçoivent ici l'expression de notre gratitude pour l'obligeance qu'ils ont mise à consulter les registres de l'état civil de Saintes et de Poitiers.

(1) Aujourd'hui vingt-sept ventôse l'an cinq de la République française une et indivisible, sur les huit heures du soir, pardevant moi Jean Poulion, officier public de la commune de Rochefort, canton d'idem, département de la Charente-Inférieure, étant dans la maison commune, sont comparus pour contracter mariage, Jean Bobe, officier de santé, âgé de trente-cinq ans, fils légitime de François Bobe et de Marie-Anne Vallet, d'une part; et Adélaïde Train, âgée de 20 ans, fille légitime de feu Pierre Train, ingénieur, et de Catherine Raux, d'autre part, ici présente, qui déclare autoriser sa fille au présent mariage. Lesquels futurs conjoints étaient accompagnés de Nicolas Peluchonneau, secrétaire de cette commune, âgé de quarante-neuf ans, de Joseph Chenieux, notaire, âgé de quarante ans, et de Pascal Bobe, pharmacien, âgé de vingt-cinq ans, et Jean-Baptiste Perrein, constructeur de la marine, âgé de quarante-un ans, tous amis des parties et domiciliés en cette commune. Après avoir donné lecture, en présence des contractans et des témoins : 1o de l'acte de naissance du dit Jean Bobe, en date du 6 mars mil sept cent soixante-un, extrait des registres de la commune de Poitiers, département de la Vienne ; 2o de celui de la dite Adélaïde Train, en date du seize novembre mille sept cents soixante-seize, extrait des registres de la commune de Rochefort, de ce département; 3o de l'acte de publication de promesse de mariage entre les contractans, publié et affiché à la principale porte de cette maison commune, le vingt-cinq de ce mois, par Poulion, officier public, après que le dit Jean Bobe et la dite Adélaïde Train ont eu déclaré à haute voix se prendre mutuellement pour époux, j'ai prononcé, au nom de la loi, *qu'ils sont unis en mariage*, et j'ai rédigé le présent acte qui a été signé de nous et de ceux des citoyens présens qui ont su le faire, les époux et les témoins ont signé, ce que la mère de l'épouze a déclaré ne savoir faire ; fait à la maison commune de Rochefort, les jour, mois et an que dessus; rejeté deux mots, aprouvé le renvois. P. BOBE, *pharmacien de 2me classe.* ADÉLAIDE TRAIN. J. BOBE. POULION, *officier public.* PERRAIN. J. CHENIEUX jeune. PLUCHONNEAU.

Rochefort le 16 novembre 1776, fille légitime de feu Pierre Train, ingénieur (1), et de Catherine Raux (2). Cette union fut peu heureuse : car, dès 1802, Bobe ne vivait plus avec sa femme (3). Néanmoins il y eut cinq enfants reconnus : 1° Zélie, née le 3 germinal (4) an v, morte le 22 vendémiaire (5) an vi. 2° Flore-Adèle-Zoé, née le 14 pluviôse an vi. Cette enfant est morte sans aucun doute peu de temps après sa naissance, dans les environs de Rochefort où elle devait être en nourrice : car son acte de décès ne figure pas sur les registres de l'état civil de Rochefort. Cependant elle ne devait plus vivre en 1801, c'est-à-dire lorsqu'est née la troisième fille, puisqu'on donne encore à celle-ci le prénom de Zoé. 3° Zoé, née le 5 germinal an ix (26 mars 1801), mariée le 31 juillet 1821 à René-Philippe-Alcibiade Pruel, propriétaire, né le 22 mai 1796 à Fontenay-le-Comte, fils de René, chirurgien, et d'Anne David. De cette alliance deux enfants connus : une fille, mariée à Victor Dissez, chirurgien major, et un fils, Jean-René-Marguerite-Alphonse, né à Rochefort le 1er février 1830. 4° Victor, né le 2 thermidor

---

(1) D'après Lesson, Pierre Train n'était que maître charpentier au port; reste à savoir si les fonctions d'ingénieur-constructeur avant 1789 n'étaient pas équivalentes à celles indiquées par Lesson.

(2) Marie-Anne-Adélaïde, fille légitime du sieur Pierre Train, sous-ingénieur-constructeur des vaisseaux du roi, et demoiselle Caterine Réau, son épouze, née le seize novembre mil sep cent soixente et saize, a été baptisée le lendemain par moi sous signé praitre de la mission, faisent les fonquession quirialles en cette paroisse. Le parain a été le sieur Jean Train, frère de l'enfent, et la marène, Marie-Anne Train, aussi seur de l'enfent, qui a déclaré ne savoir signé; le parain ainsi que le père on signé avec moi. JEAN TRAIN fils. TRAIN. GRANGAULT. WILLIN, *prêtre.* (Extrait du registre des baptêmes de la paroisse de Saint-Louis de Rochefort).

(3) Bobe habita longtemps la maison de sa femme située rue de l'Amitié, aujourd'hui rue Thiers, no .

(4) Aujourd'hui, quatre germinal, l'an cinq de la république française une et indivisible, est comparu à la maison commune le citoyen Jean Bobe, officier de santé, âgé de trente-six ans, demeurant dans cette commune, lequel accompagné du citoyen Paschal Bobe, pharmacien, âgé de vingt-six ans, et du citoyen Nicolas Pluchonneau, secrétaire en cette commune, âgé de quarante-neuf ans, demeurant aussi dans cette commune, m'a dit que de son légitime mariage avec Marie-Adélaïde Train, il est issu hier, à huit heures du soir, un enfant femelle qu'il m'a présenté et auquel il a donné le prénom de Zélie. D'après cette déclaration certifiée sincère par les témoins, j'ai rédigé le présent acte que le père et les témoins ont signé avec moy. Fait à la maison commune de Rochefort, le jour, mois et an que dessus. PLUCHONNEAU. POULION, *officier public.* J. BOBE. P. BOBE, *pharmacien.*

(5) Aujourd'hui, vingt-deux vendémiaire, l'an six, par devant moi Jean Choyme, officier public de la commune de Rochefort, est comparu Paschal Bobe, pharmacien, âgé de vingt-six ans, lequel accompagné de Jean-Baptiste Perrein, maître mâteur, âgé de quarante-deux ans, demeurant les uns et les autres dans cette commune, section du sud, m'a déclaré que, aujourd'huy, sur les onze heures du matin, est décédée dans cette commune, rue de l'Amitié, sectionnord, Zélie Bobe, âgée de sept mois, née en cette commune, fille légitime de Jean Bobe et d'Adélaïde Train. D'après cette déclaration certifiée sincère et véritable par les témoins, je me suis transporté dans ce domicile où je me suis assuré de son décès, et j'ai rédigé le présent acte que les deux comparants ont signé avec moy; fait à la maison commune de Rochefort, le jour, mois et an que dessus. CHOYME. F., *officier public.* P. BOBE, *pharmacien de 2e classe.* PERRAIN.

an XI, mort le 24 nivôse an XIII. 5° Aimée, née le 26 mars 1806 (an XIV), mariée à N. Clairouin, dont un fils connu, Victor.

Dans toute cette généalogie, on ne voit donc nulle trace de l'origine de ce nom de *Moreau;* d'ailleurs, il faut noter que Bobe ne le signait jamais sur les actes publics. Selon moi, il n'aurait adopté ce suffixe que pour déguiser son nom patronymique; son but était de faire oublier ainsi le Bobe de la Terreur dont le souvenir était odieux à la plupart des Rochefortais. La preuve que c'était là sa grande préoccupation, c'est qu'il lui arrivait souvent de faire causer des personnes qui ne le connaissaient pas, et de les interroger sur cette fatale époque de sa vie, uniquement pour savoir ce que l'on pensait de lui. Bollon, ancien pharmacien à Rochefort, m'a raconté à ce sujet que, lorsqu'il était élève chez Lepelletier (pharmacie Joubert, place Colbert), Bobe lui avait tenu conversation tout un après-midi pour en arriver à lui poser cette question : « Tâchez donc de savoir si l'on se souvient toujours de moi à l'île de Ré, ce que l'on dit sur mon compte. » Or, il paraît que les braves insulaires avaient juré de venger leur compatriote.

Dans ma notice sur la vaccine, j'ai dit que les contemporains de Bobe lui tenaient rancune de son rôle actif en 1793. Souvent, en effet, on lui jetait à la figure le nom de celui qu'il avait amené vers la guillotine. « Arrière, ne me touchez pas; vos mains sont encore dégoûtantes du sang de Déchezeaux », lui dit un jour Brochot. Et cela, parce que Bobe lui avait fait une observation déplacée en même temps qu'une menace.

Pauvre Bobe! il a eu beau déguiser son nom, renier son passé, il ne pourra effacer cette tache de sang; comme Macbeth il sera toujours poursuivi par l'ombre vengeresse de Banquo. Pendant sa vie, l'exécution de Déchezeaux lui a enlevé toutes les sympathies, toutes ses amitiés (1); après sa mort, elle a terni sa mémoire! C'est payer cher un moment d'orgueil ou d'entraînement!

ANT. DUPLAIS-DESTOUCHES.

---

(1) Parmi les rares amis de Bobe, citons M. Pouyer, directeur du personnel en 1846.

LES ESSAIS DE LA VACCINE

EN SAINTONGE

A mon ami le docteur Léon Ardouin,
médecin principal de la marine.

On a pu lire dans le *Bulletin de la société des Archives*, VI, 428, ces lignes d'Emmanuel Gonzalès, le romancier bien connu qui vient de mourir : « Je reste fier d'être né à Xaintes et d'en avoir été le premier enfant vacciné. J'encourageai ainsi les populations autochtones qui suivirent ce salutaire exemple. Ma nourrice du faubourg Saint-Eutrope poussa, il est vrai, de beaux cris, et crut que mon père était un nouveau Brutus, sinon un Abraham de première férocité.

» De son côté, pendant qu'elle faisait la lessive, elle m'accrochait, sans remords, tout emmailloté, à un clou de la muraille, suivant l'usage antique. Et je fus suspendu une fois la tête en bas ! Mon père arriva à temps pour me sauver de la congestion. »

C'est charmant ; mais comme nous voulons en tout et pour tout la vérité, nous sommes obligé de faire ici une petite rectification aux souvenirs de l'aimable écrivain. Non, le premier vacciné de Saintes n'a pas été Gonzalès. Les essais de vaccine en Saintonge sont bien antérieurs à sa naissance. Des circonstances particulières m'ont mis à même de le constater. J'en profite pour élucider ce point peu connu ou un peu trop oublié de l'histoire de notre province.

Un frère de notre aïeul paternel avait été défiguré dans sa jeunesse par la petite-vérole. Comme il habitait Saintes et qu'une épidémie de variole sévissait dans cette ville en 1801, il n'hésita pas à soumettre ses deux filles aux premières tentatives de vaccination qui furent faites à Saintes, du 14 au 24 prairial an IX de la république, c'est-à-dire du 2 au 12 juin 1801. L'opérateur, le docteur Bruslé, lui avait remis alors deux certificats avec la liste complète des personnes sur lesquelles il avait expérimenté le cow-pox (mot anglais qui signifie *vaccine* : de *cow*, vache, et de *pox*, pustule). Ces documents, sorte de témoignage et de souvenir du succès d'une opération très importante pour l'époque, étaient conservés précieusement parmi des papiers de famille. Lorsque le *Bulletin* publia la lettre d'Emmanuel Gonzalès, je fus très étonné de ne pas retrouver sur cette liste le nom de notre célèbre compatriote. Y avait-il oubli de Bruslé? Il se pouvait en effet que le docteur n'ait pas consigné dans son ouvrage les expériences de son confrère Gonzalès, le père d'Emmanuel, qui aurait pu être, dès cette époque, médecin principal des armées à Saintes. Après de nouvelles recherches, et la date de la naissance du romancier étant connue (25 octobre 1815), il est facile de s'expliquer pourquoi Emmanuel Gonzalès ne figurait pas sur notre liste : quand il fut vacciné, il y avait déjà quatorze ans que la vaccine était répandue dans notre département.

***

L'histoire de la merveilleuse découverte de Jenner n'est plus à faire, et je n'ai aucun titre pour traiter ici un sujet médical. Cependant, qu'il me soit permis de constater que le virus vaccin eut ses détracteurs et ses partisans comme aujourd'hui le virus rabique; la plupart des médecins accusaient la vaccine d'être un nouveau mode d'empoisonnement; même de nos jours son influence est discutée. Non-seulement il est prudent de se faire revacciner souvent, mais encore cette opération, certainement préservatrice de la variole, présente de véritables dangers : si le vaccin est pris directement à une pustule d'individu malsain, il sert de véhicule à la scrofule, l'herpétisme, et surtout à l'une des plus terribles maladies virulentes qui aient frappé l'humanité; s'il est recueilli sur des sujets de l'espèce bovine, il peut, d'après Raspail, transmettre la tuberculose, maladie assez commune chez les vaches et les génisses.

Aussi lorsque la vaccine fit son apparition, au commencement de ce siècle, fut-elle l'occasion de luttes épiques entre les savants; la majorité des médecins en niait complétement l'efficacité : on en exagérait les inconvénients ; chaque ville fut divisée en deux camps irréconciliables.

« L'invention de Jenner n'est qu'une attrape, disaient les incrédules, une mystification pour nous engager à nous traiter comme des bêtes, à nous doter d'une maladie contagieuse de plus. » — « N'oubliez pas, ajoutaient quelques autres, que cette découverte nous vient des Anglais, nos ennemis mortels, et, comme dit Virgile :

Aut aliquis latet error : equo ne credite, Teucri.
Quidquid id est, timeo Danaos et dona ferentes.
Æneidos, lib. II, vers 48 (1).

Et comme le mot *vaccin* vient du mot latin *vacca*, vache, parce que c'est sur les boutons survenus au pis de la vache qu'a été pris le premier virus destiné à être inoculé, les détracteurs de la vaccine appelaient les disciples de Jenner les « vachinateurs ».

De leur côté, les partisans répandaient force brochures, où étaient célébrés les merveilleux bienfaits du cow-pox. Il est vraiment curieux de parcourir ces dédicaces écrites dans un style qui aujourd'hui nous paraîtrait ridicule ou pompeux à l'excès : « Aux mânes des victimes de la petite-vérole. O vous qu'une maladie cruelle enleva au printemps de vos jours ; vous dont la mort récente fait encore couler des larmes », etc. Ou bien encore des phrases dans le genre de celle-ci : « Aux pères et mères qui éprouvent le plaisir d'aimer leurs enfants et qui ont le courage de braver les préjugés en faisant vacciner, pour les sauver des dangers incalculables de la petite-vérole », etc.

Bref, chaque parti avait recours à tous les moyens de persuasion pour faire triompher ses idées ; la poésie, elle-même, était mise à contribution, et des chansons étaient répandues parmi la foule pour servir de réclames aux médecins vaccinateurs.

---

(1) .... Craignez leurs présents désastreux,
Les dons d'un ennemi sont toujours dangereux.
Trad. de J. Delille.

Ces vers, devenus une expression proverbiale, sont l'épigraphe même d'un volume que publia, au sujet des dangers de la vaccine, J.-S. Vaume, docteur-médecin, médecin adjoint de l'hospice du Roule, de l'université de Louvain, membre du collége de médecine de Bruxelles, ancien chirurgien en chef de l'hôpital militaire d'Ajaccio, ancien chirurgien-major du régiment du prince de Ligne, etc. J.-S. Vaume était un des adversaires les plus acharnés de la vaccine.

Jeunes beautés, vous à qui la nature
Donne et ravit tour à tour des attraits,
Cessez contr'elle un trop juste murmure :
L'art aujourd'hui la corrige à jamais.

Comme le ver qui défeuille la rose,
Un mal affreux dévorait vos attraits,
Rassurez-vous : l'art avec peu de chose
Peut aujourd'hui prévenir vos regrets.

Un don, venu des bords de la Tamise,
Offre l'espoir de sauver vos attraits :
C'est la vaccine ; en France elle est admise.
Jeunes beautés, célébrez ses bienfaits.

Vous faire au bras une seule piqûre,
Légèrement y glisser le vaccin,
Voilà comment, en servant la nature,
Du mal rongeur on chasse le venin.

Français, offrons notre hommage au génie
Qui découvrit ces secrets importans.
La main qui donne une seconde vie,
De tous les cœurs doit mériter l'encens. (1)

* * *

La ville de Rochefort, siége d'une brillante école de médecine dont les nobles traditions n'ont pas changé, fut la première de la région et même de France où l'on expérimenta la méthode de Jenner.

Les *Annales de chimie* du 20 brumaire au VIII (21 novembre 1800) annonçaient les inoculations de la petite-vérole des vaches, faites en Angleterre par Pearson, l'introduction à Vienne de cette méthode par de Carro et à Genève par Odier. Pictet, professeur de philosophie à Genève, qui publiait ces progrès, regardait « comme un service essentiel à rendre à l'humanité, de chercher à substituer cette douce et bonne petite sœur à sa féroce aînée ».

Aussitôt Bobe-Moreau, docteur-médecin de la marine, alors pharmacien en chef de l'école de santé de Rochefort, écrivit à ce professeur pour lui demander des instructions détaillées relatives à l'opération, et le prier de lui envoyer en même temps du virus vaccin ; mais par des lenteurs, suites d'abus punis, Bobe-Moreau ne reçut que le 7 germinal des fils imprégnés de virus de la 11e génération genévoise (2).

---

(1) Journal officiel de la préfecture d'Eure-et-Loir, an IX (1801).

(2) Nous avons relevé cet important passage pour l'histoire de la vaccine en Saintonge, dans un opuscule extrêmement rare, intitulé : *Réfutation des imputations injurieuses faites à M. Bobe-Moreau, docteur en médecine, demeurant à Saintes, par M. Lesson, dans un discours lu publiquement par ce pharmacien*

Une enquête impartiale nous a permis de connaître à fond Bobe-Moreau ; mais comme ce n'est pas le moment de le ravaler en le présentant à nos lecteurs dans son véritable jour, nous nous contenterons d'emprunter la majeure partie des lignes qui vont suivre à Mlle L. Duplais-Destouches : *Figures maritimes, célébrités rochefortaises, 1665-1881* (Paris, 1882), page 192, répétant la *Biographie saintongeaise* de Rainguet. Ces deux auteurs n'ont vu que les beaux côtés de sa vie.

Jean-Baptiste Bobe, né à Poitiers, dit son acte de naissance en date du 6 mars 1761—à Civray, dit son acte de décès, signé par deux de ses petits-fils — le 4 mars 1761, avait fait ses premières études dans cette ville et entra en 1781 à l'école de médecine navale de Rochefort comme chirurgien de 3e classe. Il fit ensuite le voyage des Antilles, sous l'amiral de Grasse, et s'y livra à l'étude des plantes et des animaux originaires des colonies. A sa rentrée en France, il fut nommé chirurgien de 2e classe à Rochefort, et y déploya des talents incontestables. Un des premiers, il entreprit la résection de l'extrémité des os et publia un mémoire sur ce mode d'opération. Nommé en 1793 pharmacien en chef de la marine, il succéda dans la chaire de botanique à Poché-Lafond. Ce fut à cette triste époque de la révolution qu'il fit partie de la commission des quatre membres (les citoyens Parent, Ganet, de La Rochelle, et L. Quillet, de Rochefort), pris dans les sociétés populaires et désignés par Laignelot et Lequinio pour aller arrêter et arracher du sein de sa famille, à l'île de Ré, le brave et loyal conventionnel Dechézeaux, dont la tête tomba sous le couteau de la guillotine le 7 janvier 1794 (1).

Revenu des fatals entraînements de la politique, Bobe-Moreau dirigea toutes ses facultés vers les sciences naturelles. Il avait alors quarante ans. Pour s'initier avec plus de fruit à ces

---

en chef, à l'occasion du concours du 4 janvier 1836. A Saintes, chez Alexandre Hus, imprimeur de la sous-préfecture et de la mairie.

Disons à ce propos que ces imputations ne nous paraissent pas aussi injurieuses que Bobe voudrait le faire supposer ; sa vie privée et politique donnait trop de prise à la critique pour qu'il ait le droit de s'offenser du jugement équitable de René-Primevère Lesson. Voici d'ailleurs la phrase incriminée du célèbre naturaliste rochefortais :

« L'école de Rochefort n'est pas restée en arrière de celles des deux autres ports. M. Bobe-Moreau, le premier pharmacien en chef que nous ayons eu, a surtout été remarquable par une grande facilité de travail, une grande mémoire et une plus grande adresse, peut-être, à mettre en œuvre ses connaissances trop souvent entachées de la versatilité et de la causticité de son caractère. »

De là une haine inqualifiable entre ces deux savants : du reste, ce n'est pas la page la plus sombre de sa notice.

(1) L'horrible machine était établie sur la place Colbert ; lorsque le cortège arriva, Hentz, le bourreau, avait disparu. Alors on vit un individu sortir de la foule et réclamer l'honneur de remplacer l'exécuteur officiel : c'était un nommé Daviaud, employé aux vivres de la marine ; c'est par la main de ce misérable que tomba la tête de Dechézeaux. Pas un cri, pas un chant de la part du peuple. Il commençait à être rassasié de voir couler le sang innocent.

études, il ne balança pas à apprendre d'une façon sérieuse la langue grecque. C'est vers cette époque (1800) que nous le voyons écrire à Genève pour se procurer du vaccin et faire ses premiers essais d'inoculation, le 7 ou le 8 germinal. « Je ne saurais trop louer, dit-il, l'empressement avec lequel le citoyen Pictet répondit à ma demande, ni le zèle des médecins genévois Odier, Béchier et autres, qui lui fournirent les moyens d'y satisfaire. Je dois aussi remercier le docteur Aubert qui m'a envoyé, à la demande du citoyen Legrand, des lancettes chargées de vaccin (1). » Bobe-Moreau serait donc le premier vaccinateur de France, puisque ses expériences précédèrent de quelques jours celles qui furent faites à la Salpêtrière, le 24 germinal an VIII.

Sur ces entrefaites, de Carro reconnut que les modifications observées sur les pustules développées à Genève devaient être rapportées à ce que le virus envoyé de Vienne avait été pris sur le comte Mottet, vacciné vingt-cinq ans après avoir eu la petite-vérole. Aussi, dès le 20 germinal, le professeur de Genève s'empressait de prévenir Bobe-Moreau de ce contre-temps; et le savant rochefortais n'en continua pas moins ses expériences dont les résultats ne tardèrent pas à être décisifs. Dans les premiers mois de l'an IX (1801), il imprimait à Rochefort, chez Jousserand (33 pages in-8°), un *Mémoire sur la vaccine*, que Guillemardet, préfet de la Charente-Inférieure, fit répandre dans toutes les mairies, pour populariser l'usage de la vaccine. L'exemplaire que nous avons consulté a été offert par l'auteur à la bibliothèque de l'école de médecine de Rochefort. De Rochefort alors ce préservatif s'étendit dans les environs et dans les départements voisins; un document que nous publions plus bas prouve suffisamment que c'est bien Bobe-Moreau qui avait fourni à ses autres confrères le virus et les instructions. Il est regrettable que Bobe, qui fait dans sa brochure l'histoire de la vaccine, indique les moyens de la propager et les variétés qu'elle offre, n'ait pas cru devoir détailler toutes ses observations comme l'a fait le docteur Bruslé; nous ne pourrons donc pas connaître de sitôt la liste des premiers vaccinés de Rochefort, car deux ou trois noms seulement sont cités pages 29 et 30.

« La vaccination a guéri des enfants sujets à beaucoup d'opression (*sic*), au teint pâle et cadavéreux. Elie Vinson, de Rochefort, âgé de 16 mois, pâle, émacié, au ventre tuméfié, dans le marasme, dont le bras n'avait que 33 millimètres de diamètre, a pris beaucoup d'embonpoint pendant le cours de la vaccine, qui s'est bien développée sur les deux bras ; il n'est pas reconnaissable....

» Plusieurs enfants vaccinés ici, successivement dans la même maison, notamment chez le citoyen Croizetière, jouant,

(1) *Mémoire sur la vaccine*, note, page 32.

couchant ensemble, n'ont eu la vaccine qu'après l'insertion. » Puis ce passage que je relève dans sa traduction de Stoll, tome III, page 27 :

« J'ai vacciné avec succès ma fille unique, le sixième jour après sa naissance ; je n'ai point aperçu aucun symptôme pendant le cours de la vaccine. »

Une note, un peu trop brève, montre que la vaccine était là, comme ailleurs, peu appréciée par les populations : « Tous les bruits qu'on a répandus sur la nécessité d'une grande effusion de sang dans la vaccination sont faux. » — « La fille du citoyen Aiguillé aîné n'a pas été malade pendant le cours de la vaccine, comme M. de P... se plaît à le répandre. » — « Ce n'est point la vaccine qui a causé l'indisposition légère d'une jolie veuve (?) vaccinée le 27 ventôse ; cette dame est périodiquement malade ; cet événement confirme encore qu'on peut vacciner en tout tems. »

L'amiral Bruyx commandait alors l'armée navale du port de Rochefort ; Kéraudren en était le médecin. Bobe-Moreau adressa son travail à l'amiral, le 11 germinal an IX, en lui rappelant le danger des épidémies de variole à bord des vaisseaux, et l'invitait à y ordonner l'emploi de cette méthode. La lettre de Bobe-Moreau se terminait ainsi : « Vous donnerez un grand exemple ; vous conserverez des marins à la république et vous servirez tout à la fois la marine et l'humanité. » Cette proposition ne fut point accueillie.

« La vaccine, soutenue d'abord par nos seuls efforts, ajoute Bobe-Moreau dans son mémoire contre R.-P. Lesson, et malgré les oppositions que nous eûmes à vaincre, était généralement accueillie, lorsque, douze ans après son introduction à Rochefort, *celui* (1) *qui guida les premiers pas de M. L...* renouvela la proposition qui avait souvent été adoptée, de vacciner les malades dans l'hôpital. Des mentions honorables, des médailles avaient récompensé autour de nous le zèle de ceux qui s'étaient associés à nos travaux ; mais aucun n'avait été aussi généreusement rémunéré que l'auteur de cette proposition ; il reçut, en effet, douze cents francs sur les fonds secrets de la marine, pour avoir *propagé la vaccine*. Mais au lieu d'être rendu public, il y eut ordre de couvrir cet acte d'un voile épais. Par ce mystère, on s'exposa à faire soupçonner que *ce don était le prix d'une servilité honteuse, que n'ose avouer ni celui qui le donne, ni celui qui le reçoit* (Viennet). Ce fait, longtemps ignoré, nous a été rapporté, longues années après, par M. Justin Hèbre, qui, commis alors de l'administration de la marine, expédia le mandat de payement des 1,200 francs et reçut l'ordre du secret. » Cette protestation laconique de Bobe-Moreau contre l'injustice de ses contemporains est bien significative ;

---

(1) Nous croyons que c'est Tuffet.

il est certain qu'on lui tenait rancune du rôle actif qu'il avait eu pendant la terreur et des écarts de sa vie privée.

D'autre part, nous lisons dans le mémoire de Michel Bruslé (page 24) que la vaccine a été insérée de bras à bras à trois enfants en 1801, sous les yeux du conseil de santé de la marine de Rochefort, en présence de plusieurs citoyens, de l'officier de santé en chef de l'armée navale, en rade à l'île d'Aix, et de quelques autres officiers de santé, par le citoyen Clémot, membre de ce conseil. Ce Clémot, un des premiers propagateurs de la vaccine à Rochefort, devait être le père de Jean-Baptiste-Joachim Clémot, premier chirurgien en chef de la marine, président du conseil de santé du port de Rochefort (1). Le conseil municipal de Rochefort, en donnant le nom de Clémot à l'ancienne rue Saint-Hubert, n'a fait que s'acquitter d'une dette de reconnaissance envers cet homme de bien et de grand talent.

Rochefort ne doit pas moins à Bobe-Moreau ; des haines de partis ou des inimitiés personnelles, son caractère difficile et jaloux, l'ont peut-être fait un peu négliger; mais la ville de Rochefort ne peut oublier qu'elle lui doit en effet son amphithéâtre d'anatomie, son cabinet d'histoire naturelle, l'agrandissement de la bibliothèque médicale, de nombreuses améliorations dans le jardin des plantes, qu'il contribua à l'assainissement de la ville par ses travaux hygiéniques, qu'on lui attribue en outre l'introduction aux Antilles de l'artocarpe, ou arbre à pain, qui y prospère depuis cinquante ans.

En 1815, Bobe laissa le service et abandonna le port de Rochefort, théâtre de ses travaux et de ses luttes, pour exercer la médecine civile à Saintes. C'est là qu'il mourut, le 15 mars 1849. Une de ses petites-filles fut mariée au docteur Victor Dissez, médecin-major. Mme Dissez, fille de René Pruel, mourut très jeune, et Dissez s'unit en secondes noces à Amélie de Lherm, personne alliée aux familles D. de T., G. du D. et L. de T. Sa fille, Marie Dissez, a épousé M. Philippon, agent de change à Paris, beau-frère de M. Mestreau, sénateur de la Charente-Inférieure.

***

Dès que les résultats concluants des expériences de l'école de santé de Rochefort furent connus dans la région, tous les médecins un peu consciencieux voulurent eux aussi expérimenter le cow-pox.

A Saintes, les premières inoculations furent faites sur trois enfants de l'hospice des pauvres, avec du vaccin envoyé par Bobe-Moreau et selon ses instructions, par les docteurs Néron, Couturier, Lavigne, Brissonneau, Viauld et Bruslé, ancien médecin en chef de la marine au port de Rochefort.

---

(1) Né à Rochefort le 17 juin 1776, mort le 11 juin 1852, à l'âge de 71 ans. Clémot fils est une célébrité vraiment rochefortaise, et l'on trouvera dans les *Figures maritimes*, de L. Duplais, les trois pages qui lui sont consacrées.

A cette époque, Saintes était chef-lieu de département, et les fonctionnaires et administrateurs assistèrent à ces curieuses expériences : le préfet Guillemardet, entouré de ses conseillers Boichot et Lériget, de son secrétaire général Roy; ensuite le maire, Poittevin de Moléon ; la directrice de l'établissement, Mme Saint-Georges; les hospitalières De Manne, De Manne-d'Anville (1), Anne Amaudry, Marie-Anne Paris et J.-C. Nadaud, ministre du culte catholique.

Voici le compte-rendu, ou plutôt le procès-verbal des premiers essais de vaccination faits à Saintes le 14 floréal an IX de la république française, c'est-à-dire le 2 juin 1801. Il porte pour épigraphe : *Quod vidimus, testamur*.

« Nous soussignés, officiers de santé de la commune de Saintes, déclarons à nos concitoyens, qu'empressés de nous éclairer sur la découverte de la vaccine, qui attire aujourd'hui l'attention de toute l'Europe, et d'acquérir l'expérience dont nous avons besoin, pour donner, à ce moyen nouveau dans l'art de guérir, le degré d'utilité dont il paraît susceptible, désirant seconder les vues bienfaisantes du préfet du département de la Charente-Inférieure, dans l'invitation qu'il nous a faite au nom du gouvernement, nous nous sommes réunis à l'hospice des pauvres, le 14 floréal dernier, pour procéder à l'inoculation de la vaccine sur trois petits enfans, choisis par nous, et qui nous ont paru avoir tous les caractères d'une heureuse santé : le premier porte le nom d'Eutrope, il a trois ans; le second, celui de Bigot, il est âgé de deux ans; et le troisième est une petite fille de cinq mois.

» Le vaccin qui a servi à cette inoculation nous a été envoyé de Rochefort par le citoyen Bobe-Moreau, l'un des officiers de santé en chef de la marine en ce port; il a bien voulu nous en garantir la bonté en nous assurant qu'il était frais et qu'il avait été recueilli sur un enfant de deux ans, très sain. Plains (*sic*) de confiance dans le témoignage d'un médecin qui déjà a fait des expériences nombreuses sur cet objet et qui les a recueillies dans un mémoire qui vient d'être imprimé et qui est entre nos mains, nous avons procédé à l'inoculation de ces enfans, d'après les procédés indiqués dans l'instruction du comité central de la vaccine, établie *(sic)* à Paris (2), sous la protection du gouvernement. Cette opération n'a excité chez ces enfans qu'un peu de surprise, mais aucune sensation douloureuse; nous avons couvert ces petites plaies d'une compresse, assujettie par une bande de toile.

(1) Clémence-Henriette de Mânes, fille de François-Armand, marquis de Mânes, seigneur du Gazon, et de Marguerite-Claire-Marie de Bremond d'Ars, dame de Chassagne et d'Anville.

(2) Le comité de vaccine à Paris se composait des docteurs Thouret, Parfait, Mongenot, Marin, de Lasteyrie, Leroux, Pinel, Doussin-Dubreuil et Guillotin, ces deux derniers nés à Saintes.

» Voici quelle a été la marche de cette maladie, que nous avons suivie avec exactitude : Pendant les quatre premiers jours, les petites incisions à l'épiderme n'ont manifesté aucun signe d'infection ou presqu'aucun ; le cinquième jour, nous avons aperçu un peu de rougeur et d'élévation semblable à celle que présente ordinairement, à la même époque, la petite-vérole inoculée, mais plus luisante et avec une apparence vésiculaire mieux prononcée.

» Cette petite tumeur a augmenté insensiblement jusqu'au huitième jour, et dès ce moment la tumeur vaccine nous a paru avoir pris le caractère qui lui est propre, c'est-à-dire qu'elle est devenue plus circonscrite, plus circulaire, plus élevée que celle de la petite-vérole inoculée, d'un jaune pâle et à demi-transparent.

» Nous ne nous sommes point apperçu que la fièvre se soit manifestée, et que nos petits malades aient été ni moins gais, ni moins actifs qu'à l'ordinaire : à l'un d'eux, l'enfant de cinq mois, nous avons seulement découvert sous l'un des bras, un léger engorgement des glandes axillaires, mais ce symptôme indiqué dans l'instruction du comité, n'a eu aucune suite défavorable.

» Au dixième jour, la tumeur s'est entourée d'une belle efflorescence, d'un rouge pâle, de deux pouces de diamètre à peu près, qui a duré deux à trois jours et qui nous a semblée disparaître dans le centre plus promptement qu'à la circonférence. C'est à cette époque que le citoyen Néron, l'un de nous, a vacciné sa fille âgée de 22 mois, avec du vaccin d'un de ces enfans ; enfin, la tumeur a séché du centre à la circonférence, et s'est convertie en une croûte dure, épaisse, brune, qui n'est tombée qu'au bout de vingt et quelques jours, et a laissé après elle un creux peu profond.

» Tel est le cours ordinaire de cette maladie, d'après ce que nous ont transmis de leurs procédés et de leurs expériences les médecins de Londres ; telle est aussi la marche qui nous a été tracée par le comité central de la vaccine, dans des instructions particulières ; ainsi nous devons regarder comme certain que nos premiers essais ont été couronnés du succès, et nous allons leur donner un plus grand caractère d'authenticité, en inoculant ces mêmes enfans par la méthode ordinaire de la petite-vérole.

» Notre zèle ne se ralentira pas pour répéter ces expériences ; nous nous proposons de les multiplier, et nous espérons donner à cette pratique salutaire le degré d'utilité dont elle est susceptible en l'accréditant au milieu de nos concitoyens. Puissions-nous par ces efforts triompher de la répugnance que montrent encore beaucoup de personnes pour cette méthode bienfaisante, et jouir d'une satisfaction bien douce pour nos âmes, celle de pouvoir arracher à la mort une foule d'enfans précieux, l'espérance de leur famille, qui tous les ans courent ce danger par l'effet de la petite-vérole naturelle, ou s'ils échappent à cet événement, éprouvent des infirmités graves, ou les plus cruelles difformités, suites presqu'inévitables de cette maladie destructive.

» Nous nous réunirons aussi fréquemment qu'il sera possible, pour nous entretenir de cet objet, et propager à Saintes le virus vaccin : nous inoculerons gratuitement toutes les personnes peu aisées, qui n'ont pas eu la petite-vérole, et nous espérons que les officiers de santé de toutes les campagnes environnantes, s'empresseront de venir prendre auprès de nous les éclaircissemens dont ils ont besoin pour pratiquer cette méthode parmi les cultivateurs ; nous recueillerons du vaccin pour leur en faciliter les moyens. Ils peuvent, avec confiance, s'adresser à nous pour cet objet.

» Fait à Saintes, le 22 prairial an IX de la république française. Signé : COUTURIER. LAVIGNE. NÉRON. BRISSONNEAU. VIAULD. BRUSLÉ. »

* * *

Tel est le document que ces six médecins de Saintes firent imprimer à l'ancien doyenné par l'imprimeur de la préfecture Josserand, et adresser aux notables et à leur clientèle pendant que le préfet le faisait afficher sur les murs de la ville.

Quels que soient les bienfaits de pareilles découvertes, il y a toujours des incrédules ; c'est pourquoi la vaccine eut ses adversaires à Saintes comme dans tout le reste de la France. « Si vous faites vacciner votre enfant, disait un ami de la routine que Bruslé n'a pas voulu nommer dans son livre, vous êtes sûr qu'elle aura la scrophule (*sic*), l'épilepsie, etc. » Ce fut une guerre ouverte entre les médecins de Saintes et l'on ne restait pas toujours sur le terrain neutre de la discussion scientifique. On en arrivait à se railler publiquement, à faire des personnalités ; témoin cette chanson, d'un goût douteux, que les adversaires de la nouvelle méthode composèrent sur leurs six confrères progressistes, et qu'ils firent distribuer à leurs amis et connaissances :

LES VACHINATEURS

Vantons l'âme bienfaisante
De six graves docteurs,
Dont la société savante
Va finir nos malheurs.
Pour détruire la variole
Ils vont tenir bureau ;
Mais pour remplir la fiole
Ils n'iront au caveau.
Sur une fraîche litière,
Nos six docteurs couchés,
Du pis d'une vache laitière
Prendront leurs récipés ;
Et, s'ils estiment offensantes
Les publiques clameurs,

Ils pourront, cornes menaçantes,
Montrer aux détracteurs.

L'air de cette chanson nous est inconnu ; et il faudrait être contemporain de Couturier, Lavigne, Néron, Brissonneau, Viauld et Bruslé pour savoir si l'allusion saugrenue du dernier vers s'appliquait à l'un des six docteurs ou à eux tous. Tout ce que je puis affirmer, c'est que Michel Bruslé plaidait fort la cause de la vaccine et répandait partout sa brochure : *Observations sur le succès de l'inoculation de la vaccine à Saintes* (imprimerie Josserand, an IX). La bibliothèque de Saintes en possède un exemplaire, et aussi la bibliothèque de l'école de médecine de Rochefort. C'est une plaquette de 50 pages, portant cette inscription manuscrite : « Don du citoyen Bobe-Moreau, chef pharmacien de l'école de santé, 20 messidor, IXe. »

Michel Bruslé était un ancien médecin en chef de la marine. Il avait été d'abord attaché au port de Brest ; mais en septembre 1788, il fut envoyé à Rochefort pour combattre une terrible épidémie de fièvres intermittentes.

Au mois de février suivant, Bruslé revint à Brest et reçut du ministre de la marine des témoignages de satisfaction pour le zèle dont il avait fait preuve pendant l'épidémie. Peu de temps après la réunion de l'assemblée nationale, il prit part à la lutte engagée entre les chirurgiens et les médecins de la marine ; il s'éleva fortement contre ce qu'il appelait les prétentions de ces derniers et publia à ce sujet deux mémoires imprimés à Brest le 24 septembre 1791.

Bruslé fut rappelé à Rochefort pour y remplacer provisoirement le docteur Lucadou, premier médecin, qui venait de donner sa démission. Le 6 avril, il présenta un rapport favorable sur l'emploi du remède Boyveau-Laffecteur, dans les hôpitaux de la marine. Les conclusions de ce rapport furent approuvées par le ministre et converties en une sorte de règlement suivi pendant plusieurs années. Le 27 septembre 1792, il fut définitivement nommé premier médecin du port de Rochefort, place qu'il occupa jusqu'au 26 janvier 1793, époque à laquelle il fut remplacé par son ancien compétiteur Poché-Lafond.

Ce dernier ayant été destitué après la chute de Robespierre, Bruslé revint de nouveau diriger le service médical du port. Enfin le 31 mai 1796, il se retira et alla habiter Saintes (1).

C'est là que nous le retrouvons en 1801, à la tête du mouvement innovateur de la vaccine. Il vanta les bienfaits du cow-pox avec tant d'éloquence et de persévérance, que dans l'espace de onze jours, du 14 prairial au 24 du même mois (du 2 au 12 juin), vingt-six personnes reçurent le virus variolique.

(1) *Biographie saintongeaise* de Rainguet, et L. Duplais-Destouches, *Figures maritimes*, page 198.

Voici la liste, par ordre chronologique, des premiers vaccinés parmi les habitants de la ville de Saintes :

« 1° La fille du citoyen Néron, officier de santé de cette commune : elle est âgée de 22 mois ; elle a éprouvé une fièvre très légère, dans la nuit du 9 au 10e jour ; il n'y a pas eu d'autres phénomènes. Guérie ». Sur mon exemplaire la note suivante est manuscrite : « Cet enfant donnait les plus belles espérances en raison de ses agrémens physiques ; il eût été fâcheux que la petite-vérole les eut détruits. Ce fut le père lui-même qui voulut faire l'opération ; c'est la première personne qu'on ait vaccinée en présence des parens. Nous avons été à portée de juger à quel degré la nature agit sur l'âme d'un père. Ce citoyen éprouva un ébranlement considérable au moment où il porta la pointe de la lancette sur le bras de sa petite fille et la mère fut au moment de se trouver mal. Il est le premier des officiers de santé de cette commune qui ait rendu hommage à cette découverte en inoculant sa fille. Le citoyen Brissonneau a donné le second exemple pour son fils âgé de 14 mois. »

« 2° La fille du citoyen Dulac, fils, propriétaire, de cette commune. Cette jeune personne est âgée de 8 ans ; elle a éprouvé quelques légers mouvemens de fièvre, dans les nuits des 8, 9 et 10es jours... (1)

» 3° et 4° Les deux filles du citoyen Duplaix des Touches, marchand, Grand'Rue (2). L'une est âgée de 8 ans, l'autre de 4. L'aînée est une superbe enfant.

» 5° et 6° Les deux enfans du citoyen Lafond, inspecteur aux barrières. La fille est âgée de 4 ans ; le garçon n'a encore que 11 mois...

» 7° Le fils du citoyen Chaneuil, perruquier, faubourg des Dames. Il est âgé de 20 mois...

» 8° Le fils du citoyen Brissonneau, officier de santé de cette commune. Il est âgé de 16 mois ; il a été vacciné par son père.

» 9° La fille de madame Lagarigue, de cette commune (3). Cette petite fille est âgée de 10 ans et demi ; elle a éprouvé quelque malaise aux époques ordinaires. Guérie.

» 10° et 11° Les deux enfans du citoyen Lavant, marchand de modes. Ces deux enfans, fille et garçon, l'une âgée de 6 ans et l'autre de 3, ont été vaccinés à la même époque...

» 12° La fille du général Muller, actuellement commandant

---

(1) Nous supprimons les détails du cours de la maladie qui n'ont plus aucun intérêt.

(2) Henri, un des seize enfants connus d'Antoine Duplais ou Duplaix des Touches (1705-1777), sieur des Touches, de Farnoux et des Primaudières, notaire à Saintes, et de Léontine Pinard (1722-1785), avait épousé une demoiselle Lavergne, dont deux filles, mortes sans alliance : Léontine et Clémence.

(3) Marie-Antoinette de La Guarrigue de La Tournerie, fille de Jean-Savinien-Marie, fusillé à Quiberon en 1795, et de Marie-Suzanne-Hippolyte de Cumont. Elle épousa à Saintes, en 1816, Edouard-Marie Locquet de Blossac, et y est morte en 1877.

en Corse (1). Cette petite fille, qui est âgée de 5 ans, a éprouvé les plus heureux effets de la vaccine...

» 13° La femme de chambre de madame Muller, dans cette commune. Cette jeune personne est âgée de 23 ans...

» 14° La fille du citoyen Lériget, conseiller de préfecture...

» 15° La fille du citoyen Guérinot, ingénieur des ponts et chaussées. Cette jeune personne est âgée de 12 à 13 ans ; elle a été vaccinée en même temps que l'enfant de madame Lagarigue.

» 16° et 17° Les deux enfans du citoyen Chaulois, marchand, faubourg des Dames. Ces deux enfans, garçon et fille, sont âgés : l'un de 3 ans, l'autre de 2...

» 18° Mademoiselle Brunet, nièce du médecin Viault, de cette commune, âgée de 15 ans. Elle a toutes les apparences de la délicatesse, et une crainte extrême de la petite-vérole ; elle a été enchantée de pouvoir être vaccinée. Guérie.

» 19° et 20° Les deux filles du citoyen Gauttier, marchand, faubourg des Dames. L'une est âgée de 3 ans, l'autre de 20 mois. Guéries.

» 21° Mademoiselle Deluc, nièce du citoyen Montazet, ancien lieutenant général des armées de France (2). Cette demoiselle, âgée de 28 ans à peu près, était tourmentée tous les ans de la crainte de la petite-vérole ; nous lui avons proposé la vaccine comme le moyen le plus sûr de faire cesser toutes ses inquiétudes, puisqu'elle n'était pas assurée qu'elle l'eût eue dans son enfance : elle s'en est rapportée à la garantie que nous lui avons donnée, et nous espérons que cette demoiselle intéressante trouvera dans ce secours la tranquillité dont elle avait besoin...

» 22° Le fils du citoyen Petit, marchand, de cette commune. Cet enfant a la plus brillante santé ; il est âgé de 3 ans...

» 23° Le fils du citoyen Chauvin, boulanger, faubourg des Dames. Cet enfant est âgé de 3 ans. Guéri.

» 24° Le fils du citoyen Mouillot, loueur de chevaux. Cet enfant a 2 ans...

» 25° et 26° Les deux enfans du citoyen Colon, marchand, faubourg de Saint-Eutrope. Ces deux enfans donnent les plus grandes espérances sous les rapports physiques. La fille, qui n'est âgée que de 5 ans, a montré la plus grande satisfaction dans l'idée qu'elle n'aurait plus la petite-vérole... »

---

(1) Marie-Anne Bernardeau de La Briandière, morte en 1840, fille de Louis-Philippe Bernardeau de La Briandière, seigneur de Lauron et du Chantreau, et de Suzanne-Charlotte de Bullion de Montlouet, épousa à Saintes, en 1781, Jacques-Léonard Muller, général de division en 1793, mort en 1853, dont deux filles : Mme Carré de Sainte-Gemme et Mme de Laborde-Lasalle. (Voir p. 75, *Etudes et documents sur Saintes*, par M. Louis Audiat.)

(2) Marie-Claude-Amable-Ursule de Luc, fille d'Anne-Marc-Jacques, comte de Luc, seigneur de Lorignac et de Romaneau, et de Geneviève de Malvin de Montazet, mariée en 1803 à Pierre-Omer Faucher de la Ligerie.

D'après ces nombreuses observations, il est facile de voir que le zèle de Bruslé et de ses autres collègues ne se ralentissait pas. Du 24 au 29 prairial, ils vaccinaient encore 21 enfants : « Les deux filles du citoyen Meaume, professeur de physique ; le fils de madame Fonrémie ; les deux filles et le fils du citoyen Desfontaines, ferblantier ; la fille du citoyen Aussière, loueur de chevaux ; la fille du citoyen Dubreuil, mégissier ; le fils du citoyen Aubouin, tailleur ; le fils du citoyen Vanderquand, notaire ; le fils du citoyen Duplaix, juge de paix du canton de Saujon ; le fils du citoyen Beaupré, propriétaire ; le fils de madame Moriceaux ; les deux enfans du citoyen Brunet, propriétaire à Chérac ; les trois enfans du citoyen Théneau, cordonnier ; la fille du citoyen Maréchal, imprimeur ; les deux enfans du citoyen Josserand, imprimeur. »

Nous n'avons pas cru devoir faire figurer sur cette liste : « La fille du citoyen Cocuaut, aubergiste ; le fils du citoyen Michel, aubergiste ; la fille du citoyen Dessentier, marchand ; la fille du citoyen Jobard, tailleur ; le fils du citoyen Paillard, cordonnier ; la fille du citoyen Girard, tailleur », parce que ces noms ont été biffés sur notre exemplaire et qu'on a eu soin d'écrire en marge : « C'est mal à propos que ces noms ont été portés parmi ceux des vaccinés. »

Les opérations gratuites se faisaient à l'hospice des pauvres, vers neuf heures du matin ; elles étaient présidées par un commissaire, délégué de l'administration supérieure, ordinairement le docteur Genet.

Dans le courant de messidor an IX, Bruslé, assisté des docteurs Couturier, Viauld, Laforgue, Néron, Lavigne, Ganipel, Brissonneau, fit encore de nombreuses expériences, notamment sur le fils d'un nommé Manseau, cordonnier, établi près les grandes Boucheries, le 24 messidor (12 juillet).

Depuis la publication de ses premières observations, Bruslé nous affirme, dans un autre procès-verbal, qu'il y eut plus de 100 enfants vaccinés dans la commune, les faubourgs et les campagnes environnantes de Saintes, du 29 prairial au 4 thermidor, c'est-à-dire du 17 juin au 21 juillet 1801. Dans la petite commune de Bussac, notamment, dix enfants de cultivateurs suivirent l'exemple du citoyen Valménier, qui y fit vacciner ses deux petits fils.

A Chaniers, on obtint les mêmes succès, grâce aux soins de madame Paillot, qui se détermina, elle aussi, à faire vacciner ses deux filles.

* * *

En résumé, les docteurs Bobe-Moreau, Clémot, Viauld, Bruslé, Néron, Brissonneau, Lavigne, etc., avaient répandu la vaccine dans notre département dès les années 1800 et 1801. Cette simple note, qu'un chercheur plus expérimenté aurait pu faire complète, surtout pour les expériences de Bobe-Moreau à Rochefort, prouve donc suffisamment qu'on vaccinait de tous côtés en Saintonge quinze ans environ avant la naissance d'Emmanuel Gonzalès, qui n'a pas été le « premier enfant vacciné de la bonne ville de Xainctes », et qu'ainsi le département a été un des premiers à accueillir l'utile invention d'Edouard Jenner.

La Rochelle, Imprimerie Nouvelle. — Noël Texier.

www.ingramcontent.com/pod-product-compliance
Lightning Source LLC
LaVergne TN
LVHW012021160826
845678LV00002B/963

* 9 7 8 2 3 2 9 6 5 6 1 6 8 *